# BEI GRIN MACHT SICH IHR WISSEN BEZAHLT

- Wir veröffentlichen Ihre Hausarbeit,
  Bachelor- und Masterarbeit

- Ihr eigenes eBook und Buch -
  weltweit in allen wichtigen Shops

- Verdienen Sie an jedem Verkauf

Jetzt bei www.GRIN.com hochladen
und kostenlos publizieren

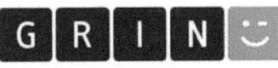

Ralph Ehring

# Mergers & Acquisitions im Krankenhausmarkt

GRIN Verlag

**Bibliografische Information der Deutschen Nationalbibliothek:**

Die Deutsche Bibliothek verzeichnet diese Publikation in der Deutschen National-
bibliografie; detaillierte bibliografische Daten sind im Internet über http://dnb.d-
nb.de/ abrufbar.

**Impressum:**

Copyright © 2008 GRIN Verlag GmbH
Druck und Bindung: Books on Demand GmbH, Norderstedt Germany
ISBN: 978-3-640-82169-3

**Dieses Buch bei GRIN:**

http://www.grin.com/de/e-book/121720/mergers-acquisitions-im-krankenhausmarkt

**GRIN - Your knowledge has value**

Der GRIN Verlag publiziert seit 1998 wissenschaftliche Arbeiten von Studenten, Hochschullehrern und anderen Akademikern als eBook und gedrucktes Buch. Die Verlagswebsite www.grin.com ist die ideale Plattform zur Veröffentlichung von Hausarbeiten, Abschlussarbeiten, wissenschaftlichen Aufsätzen, Dissertationen und Fachbüchern.

**Besuchen Sie uns im Internet:**

http://www.grin.com/

http://www.facebook.com/grincom

http://www.twitter.com/grin_com

Hausarbeit
Wahlpflichtfach Krankenhausmanagement

# Mergers & Acquisitions im Krankenhausmarkt

vorgelegt von

Ralph Ehring

Hochschule Niederrhein
Fachbereich Wirtschaftsingenieurwesen und
Gesundheitswesen
Studiengang Gesundheitswesen – Technische
Medizinwirtschaft

# Zusammenfassung

Durch die Veränderungen der politischen und wirtschaftlichen Rahmenbedingungen im Gesundheitswesen müssen Krankenhäuser ihre Position im Wettbewerb neu bewerten und Maßnahmen ergreifen um diese Position zu erhalten. Fusionen und Übernahmen anderer Krankenhäuser sind solche Maßnahmen. Die Motive die hinter solchen Unternehmensentscheidungen stehen sind zahlreich und zum Teil schwer voneinander abzugrenzen. Neben den Gründen für Unternehmenszusammenschlüsse ist die Unternehmensfusion von der Übernahme anderer Krankenhäuser zu unterscheiden. Beide Formen bieten je nach Ausgangslage unterschiedliche Vorteile. Der eigentliche Zusammenschluss erfolgt in mehreren Phasen und die Planung jeder Phase ist entscheidend für den Erfolg des gesamten Projektes.

# Inhaltsverzeichnis

# Abbildungsverzeichnis

# 1 Einleitung

Der Bereich des Gesundheitswesens entwickelt sich in den letzten Jahren zunehmend zu einem Gesundheitsmarkt mit eigenen Gesetzen und einer eigenen Dynamik. Die auf dem Markt vertretenen Krankenhäuser befinden sich in einem Wettbewerb, bei dem eine hohe Qualität von medizinischen Leistungen erreicht werden soll, unter gleichzeitiger Berücksichtung des Kostendrucks durch das preisorientierte Entgeltsystem der DRG. Der Gefahr, bei einer pauschalierten Vergütung die stationäre Behandlung so kurz wie möglich zu halten und dabei Qualitätsziele außer Acht zu lassen, soll durch Maßnahmen der Qualitätssicherung begegnet werden.[1] Die transparente Darstellung der erbrachten Leistungen in den zu veröffentlichen Qualitätsberichten führt neben der kritischen Auseinandersetzung mit den eigenen erreichten Zielen in den Bereichen Struktur-, Prozess-, und Ergebnisqualität aber auch zu einem Qualitätswettbewerb der Krankenhäuser.

Kostendeckende stationäre Behandlung, vergütet nach DRG, soll über mehr Effektivität und Effizienz die Behandlungskosten senken, ohne dass dadurch Qualitätseinbußen entstehen.[2] Um diesem Wettbewerb begegnen zu können, ist der Zusammenschluss mehrerer Kliniken ein möglicher Lösungsweg. Dabei ist es an dieser Stelle zweitrangig, ob es sich um ein kleineres Krankenhaus handelt, das sich in einen bestehenden Konzern integrieren möchte, oder ob ein Konzern Interesse an einem einzelnen Haus zeigt, um dieses in seine Strukturen einzubinden.

Diese Arbeit soll einen Überblick über die möglichen Motive für einen Zusammenschluss liefern und auch die verschiedenen Arten der Zusammenschlüsse mit ihren jeweiligen Besonderheiten darstellen.

---

[1] Vgl. SGB V §137, Abs. 3, Satz 1 Nr.4
[2] Vgl. Kölking, 2007, S, 39

# 2 Motive für Mergers & Acquisitions-Aktivitäten

Die Gründe, aus denen ein Krankenhaus oder sein Träger in einen Verbund integriert werden, der bisher mindestens fremd war oder bei regionalem Zusammenschluss zur Konkurrenz gehörte, können je nach Sichtweise verschieden sein. Es muss sowohl zwischen den verschiedenen Formen des Zusammenschlusses und den Käufer- und Verkäufermotiven unterschieden werden. Die Stärkung der eigenen Wettbewerbsposition ist unabhängig von der Sichtweise das übergeordnete Ziel beim Zusammenschluss von mehreren Unternehmen. Dies kann entweder durch die „Erhöhung von Marktmacht" oder durch das „Erzielen von Effizienzgewinnen" geschehen.[3] Im günstigsten Fall können durch den Vorgang der Übernahme oder der Fusion beide Wege beschritten werden.

Die Bezeichnungen für das zum Verkauf stehende Krankenhaus und das am Kauf interessierte Haus sind je nach Literatur unterschiedlich, wobei in dieser Arbeit die Begriffe „Käufer" und „Verkäufer" genutzt werden.[4]

## 2.1 Motive aus Käufersicht

Die Auswahl eines zur Übernahme geeigneten Krankenhauses ist, unabhängig von der tatsächlichen Form des Zusammenschlusses, von der individuellen Unternehmensstrategie und den verfolgten Zielen abhängig. Einige dieser Motive überschneiden sich in Bereichen mit anderen und in der Praxis wird ein einzelnes dieser Motive nicht zu einer Kauf- oder Verkaufsentscheidung führen. Bei den Vorüberlegungen einer M&A-Aktivität zeichnet sich im besten Fall ab, dass mit einer einzelnen Transaktion mehrere dieser Ziele erreicht werden.

---

[3] Vgl. Kleinert (2000), S. 22
[4] Vgl. von Eiff, (2005), S. 77

Die folgende Abbildung zeigt eine Auswahl von Motiven die zu einer Kaufentscheidung führen können, die sich trotz Überschneidungen gut voneinander abgrenzen lassen.

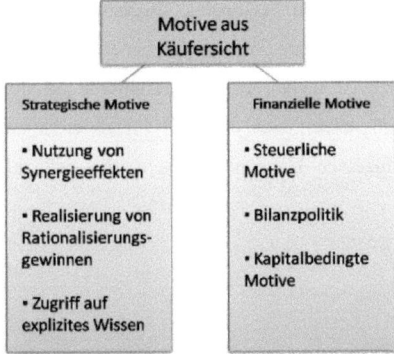

**Quelle: Eigene Darstellung**
**Abbildung 1 Motive aus Käufersicht**

## 2.1.1 Strategische Motive

### *Nutzung von Synergieeffekten*

Einer der Hauptgründe für den Zusammenschluss mehrerer Unternehmen liegt in der Nutzung von Synergien. Als Synergie kann die Möglichkeit verstanden werden, den Wert des Unternehmens zu verändern. Charakteristisch für diese Synergien ist, dass sie erst durch den Zusammenschluss entstehen, keinem der beteiligten Unternehmen allein zur Verfügung stünden und grundsätzlich sowohl positiv als auch negativ sein können. [5] Bei den Synergieeffekten lassen sich quantitative von qualitativen Einflüssen unterscheiden und hier ist auch der Unterschied zu den Rationalisierungseffekten begründet. Während die Grenze zu Rationalisierungsgewinnen bei den quantitativen Synergien oftmals verschwimmt,. beziehen qualitative Synergien ihren Effekt aus einer Verbesserung des Produkts oder der Leistungserstellung. Im konkreten Fall eines Zusammenschlusses eines Krankenhauses mit einer Rehabilitationseinrichtung verbessert sich der Zugriff auf nachgelagerte Leistungen, der Behandlungsablauf wird gestrafft, die Qualität der Gesamtleistung steigt für den Patienten.

---

[5] Vgl. von Eiff (2005), S. 81

Eine Besonderheit des Gesundheitsmarktes im Bereich der quantitativen Synergien ist die mögliche Steigerung der Produktvielfalt. Als Produktgruppe wird hier z.b. die Anzahl der verschiedenen Fachabteilungen angesehen, durch einen regionalen Zusammenschluss zweier Krankenhäuser kann so der Zugriff auf bisher fremde Fachabteilungen erfolgen, die Anzahl der angebotenen Leistungen steigt. Dies ist insbesondere im Hinblick auf die Erbringung der sog. Mindestmengen bedeutsam, lassen sich doch so Fachabteilungen erhalten oder neu erschließen, für die ein einzelnes Haus nicht die nötige Fallzahl aufweist.[6]

*Realisierung von Rationalisierungsgewinnen*

Ähnlich den Synergieeffekten wird durch Rationalisierungseffekte kein direkter Wertzuwachs geschaffen, sondern die Möglichkeit erzeugt eine Wertveränderung herbei zu führen, insbesondere durch den Abbau von Redundanzen. Unabhängig davon ob es zu einem regionalen oder überregionalen Zusammenschluss kommt, sind mit dem Abschluss der Zusammenführung einzelne Leistungsbereiche mehrfach vorhanden. Die tatsächlichen Rationalisierungsmöglichkeiten sind von der individuellen Struktur der Unternehmen und der vertraglichen Ausgestaltung abhängig.

Denkbar ist im Bereich des Krankenhausmarktes aber die Zusammenführung von Abteilungen der nicht-medizinischen Infrastruktur wie Wäscherei, Haustechnik oder Verwaltungsbereichen. In der Konstellation der Übernahme eines Krankenhauses aus öffentlicher Hand durch einen privaten Träger kommt es aus politischen Gründen häufig zum Aussprechen eines Bestandschutzes für die übernommene Belegschaft über einen gewissen Zeitraum. In diesen Fällen können Rationalisierungsgewinne nicht nur aus dem Abbau redundanter Abteilungen realisiert werden, sondern durch das Erreichen von kritischen Größen nach Unternehmenszusammenführung.[7] Beispielsweise können im Bereich Materialbeschaffung andere Rabatte realisiert werden oder das Zusammenlegen von Kapazitäten ermöglicht eine höhere Produktivität z. B. im nichtmedizinischen Bereich. Die so erreichte Reduktion variabler und fixer Kosten kann zu einer Gewinnsteigerung führen.

[6] Vgl. SGB V §137, Abs. 3, Satz 1, Nr. 2
[7] Vgl. Kleinert (2000), S. 25f

*Zugriff auf explizites Wissen*

Werden beim Zusammenschluss zweier Unternehmen nicht nur einzelne Unternehmensanteile gekauft sondern der gesamte Betrieb, schließt dies auch alle immateriellen Güter mit ein. Der Käufer tritt damit zwar auch in die Rechte und Pflichten bestehender Arbeitsverhältnisse ein[8], hat aber Zugriff auf das Know-how der Mitarbeiter. Vom namhaften Facharzt mit Kenntnissen neuester Behandlungsmethoden bis zum umsichtigen Buchhalter steht dem Unternehmen Wissen zur Verfügung, aus dem sich Vorteile für den Betriebsalltag ableiten lassen. Der Zugriff auf das explizite Wissen, also das Wissen, dessen sich jemand bewusst ist[9], einer einzelnen Person sollte nicht als Motiv für den Kauf eines ganzen Unternehmen dienen, kann aber bei der Entscheidung eine Rolle spielen.

## 2.1.2 Finanzielle Motive

*Steuerliche Motive*

In den Bereich der finanziellen Motive fallen die steuerlichen Vorteile, die sich aus solch einer Transaktion ergeben können. Gestaltet man den Zusammenschluss entsprechend, können die Finanzierungskosten der Transaktion als Betriebskosten geltend gemacht werden. Ebenso denkbar ist Nutzung steuerlicher Vorteile, die sich aus der Verschmelzung vormals steuerlich unabhängiger Unternehmen zu einer steuerlichen Einheit ergeben. [10]

*Bilanzpolitische Motive*

Abhängig von der konkreten Ausgestaltung der Unternehmenszusammenführung ergeben sich in der Bilanz verschiedene Situationen. Dies hängt davon ab, ob es sich um einen sog. Asset-Deal oder einen Share Deal handelt. Beim Asset-Deal gehen alle Güter, Vermögensgegenstände und Verbindlichkeiten im Sinne eines Sachkaufes auf den Käufer über.[11] Die so erworbenen Güter gehen direkt in die Bilanz des Käufers ein und können

---

[8] Vgl. BGB § 613a, Abs. 1, Satz 1
[9] Vgl. Wirtz (2003), S. 47
[10] Vgl. Wirtz (2003), S. 69
[11] Vgl. BGB §433, Satz 1

damit planmäßig abgeschrieben werden.[12] Die Vorteile eines Share Deal liegen nicht in den bilanzpolitischen Möglichkeiten und bleiben hier unbeachtet.

## *Kapitalbedingte Motive*

Durch den Zusammenschluss zweier Unternehmen steigt nicht nur der Unternehmenswert durch die neu gewonnenen Vermögenswerten wie Liegenschaften oder teurer Anlagegüter, sondern es verbessern sich auch die Möglichkeiten der Kapitalbeschaffung. Durch das erhöhte Umsatzvolumen lässt sich bei Überschreitung einer gewissen Größe leichter Fremdkapital gewinnen, da dem angestrebten Kreditvolumen ein höherer Unternehmenswert gegenüber steht, die Kreditwürdigkeit steigt. In diesem Zusammenhang ist der so genannte Leveraged Buy-Out zu nennen, der sich ursprünglich auf die Form der Finanzierung bezieht, aber durchaus eine Rolle bei den Motiven einer Übernahme spielen kann. Solange die Gesamtkapitalrentabilität über dem Zinssatz des eingesetzten Fremdkapitals liegt, nimmt die Eigenkapitalrendite mit steigender Verschuldung zu.[13] Der durch die Wertsteigerung erreichte Zugang zu Fremdkapital kann diesen Effekt dann verstärken.

Eine andere Form der verbesserten Kapitalbeschaffung liegt im Bereich der Eigenkapitalbeschaffung durch Emission von Aktien. Besonders zu erwähnen ist diese Möglichkeit, wenn die nötige Unternehmensgröße zum Börsengang erst durch den Zusammenschluss erreicht wird.

---

[12] Vgl. Wirtz (2003), S. 257
[13] Vgl. Ackermann (2006), S. 384

## 2.2 Motive aus Verkäufersicht

Die Beweggründe, ein Krankenhaus an einen anderen Träger zu verkaufen, überschneiden sich in vielen Bereichen mit den Motiven aus Käufersicht. In Abbildung 2 dargestellt sind nur die davon abweichenden Gründe für den Verkauf eines Hauses, wobei auch hier einzelne Motive andere Effekte nach sich ziehen können.

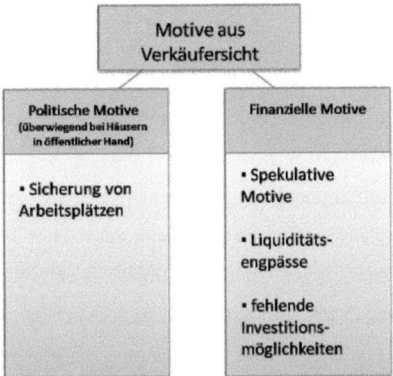

Quelle: Eigene Darstellung

Abbildung 2 Motive aus Verkäufersicht

### 2.2.1 Politische Motive

Steht der Übergang eines Krankenhauses aus öffentlicher Trägerschaft in private Trägerschaft zur Diskussion, können politische Motive die Verkaufsentscheidung beeinflussen.

### *Sicherung von Arbeitsplätzen*

Ist die wirtschaftliche Lage eines kommunalen Krankenhauses schlecht und Konsolidierungs- oder Sanierungsmaßnahmen brachten keine Besserung, kann der Verkauf der Einrichtung an einen privaten Träger aus politischer Sicht die Rettung sein. Ausreichende finanzielle Zuschüsse aus der öffentlichen Kasse sind aufgrund überwiegend angespannter Finanzhaushalte nicht möglich, die drohende Insolvenz mit dem Verlust von Arbeitsplätzen gilt als politisches Versagen. Schafft man es in dieser Situation einen potentiellen Käufer zu finden und handelt mit diesem einen Bestandsschutz für die Belegschaft aus, so kann aus dem drohenden Verlust von Arbeitsplätzen aufgrund von Missmanagement ein politischer Erfolg werden.

## 2.2.2 Finanzielle Motive

*Spekulative Motive*

Ungeachtet dessen, dass der Zusammenschluss von Krankenhäusern in Deutschland überwiegend durch den Kauf von Kliniken aus öffentlicher Trägerschaft durch private Träger geschieht[14], ist der Übergang einer Klinik von einem privaten Träger zu einem anderen privaten Träger möglich. In diesem Zusammenhang sind die Situationen zu nennen, in denen es zu Verkaufsentscheidungen aus spekulativen Gründen kommt. Hier ist das Krankenhaus als reines Investitionsobjekt zu sehen. Hat das Objekt bestimmte wirtschaftliche Zielgrößen erreicht, werden durch einen Verkauf Gewinne oder Verluste realisiert.[15]

Zurzeit scheint dies in den seltensten Fällen eine Verkaufsentscheidung herbeizuführen aber eine solche Entwicklung ist grundsätzlich nicht auszuschließen.

*Liquiditätsengpässe*

Der Verkauf eines Krankenhauses oder Teilen davon kann kritische Engpässe in der Liquidität beheben und damit das Überleben des Unternehmens sichern.

*Investitionsmöglichkeiten*

Die Finanzierung von Investitionen in Krankenhäusern ist durch das Krankenhausfinanzierungsgesetz (KHG) geregelt. Demnach sollen Krankenhäusern Fördermittel zur Verfügung gestellt werden, die beispielsweise der Neuanschaffung von Anlagegütern dienen.[16] Tatsache ist, dass die bereitgestellten Fördermittel nicht ausreichen um die nötigen Investitionen zu tätigen und die Höhe der Fördermittel in Zukunft weiter abnehmen wird.[17]

---

[14] Destatis.de (2006), S. 19
[15] Vgl. Wirtz (2003), S. 74
[16] Vgl. KHG §9, Abs. 1, Satz 1, Nr. 2
[17] Vgl. DKG (2006)

Für die Betreiber von Krankenhäusern ist daher die zusätzliche Erschließung von Eigen- und Fremdkapital notwendig, um durch Investitionen ihren Platz am Markt zu behaupten. Eine dieser Möglichkeiten Kapital zu erschließen, ist der Verkauf von Teilen des Unternehmens oder des ganzen Unternehmens. Durch die dann zur Verfügung stehenden Mittel können Investitionen getätigt werden, die die Wettbewerbsposition des Hauses erhalten oder verbessern können.

# 3 Mergers & Acquisitions – Fusionen und Übernahmen

## 3.1 Grundlagen

Unter dem Begriff des Zusammenschlusses zweier Unternehmen sind verschiedene Ausgestaltungen möglich.[18] Neben der rechtlichen und vertraglichen Ausgestaltung des Zusammenschlusses können horizontale, vertikale und konglomerate Zusammenschlüsse unterschieden werden.[19] Als horizontalen Zusammenschluss versteht man die Verbindung von Unternehmen mit gleichartiger Produktion. die miteinander im Wettbewerb stehen.[20] Je nachdem wie eng dieser Zusammenschluss ausfällt, spricht man von einer Fusion oder einer Übernahme, im Englischen von Mergers und Acquisitions.

Das entscheidende Charakteristikum zur Unterscheidung dieser Begriffe ist die rechtliche und wirtschaftliche Stellung des Unternehmens in diesem Zusammenschluss. Die engste Form des Zusammenschlusses stellt die Fusion dar, bei der im Wesentlichen zwei Unterformen unterschieden werden können: Die Fusion durch Aufnahme und die Fusion durch Neugründung.[21] Bei der Fusion durch Aufnahme wird ein Unternehmen vollständig in das andere Unternehmen aufgenommen und verliert dabei seine Existenz. Bei der Fusion durch Neugründung gehen die beteiligten Unternehmen in einem neuen gemeinsamen Unternehmen auf. Bei beiden Arten der Unternehmenszusammenführung ist die Aufgabe der wirtschaftlichen und rechtlichen Selbständigkeit von mindestens einem der beteiligten Unternehmen ein entscheidender Faktor.[22]

Behält das gekaufte Unternehmen hingegen seine rechtliche Unabhängigkeit, spricht man von einer Akquisition und meint die Eingliederung in ein Unternehmen oder einen Verbund.

---

[18] Die Kooperation zweier voneinander unabhängiger Unternehmen in bestimmten Geschäftsbereichen ist nach dem hier vorliegenden Verständnis kein Bestandteil von Mergers & Acquisitions und wird hier nicht weiter betrachtet.
[19] Vgl. Wirtz, (2003), S. 18
[20] Vgl. Broschüre BKA, S. 18
[21] Vgl. Wirtz (2003), S.16
[22] Vgl. Wirtz (2003),S. 10

Die Wahl zwischen Übernahme oder Fusion hängt von der individuellen Strategie des Käufers ab, welche Ziele er mit dem Kauf erreichen will. Je nach Wahl ergeben sich für den Käufer unterschiedliche Verpflichtungen. Diese Verpflichtungen beziehen sich insbesondere auf die Übernahme von Schulden, Arbeitsverhältnissen oder Tarifverpflichtungen. Eine gründliche Überprüfung der angestrebten Ziele im Hinblick auf die rechtlichen Konsequenzen ist unabdingbar. Exemplarisch soll als rechtliche Konsequenz einer Unternehmensverbindung von Krankenhäusern genannt werden, dass der Feststellungsbescheid über die Aufnahme eines Krankenhauses in den Versorgungsplan an den Träger gebunden ist und nicht an den einzelnen Betrieb. Die Aufnahme in den Versorgungsplan im Sinne des §108 Nr.2 SGB V ist die Anspruchsgrundlage auf Vergütung der Krankenhausbehandlung. Wechselt das Haus den Träger, gilt dieser Feststellungsbescheid nicht automatisch für den neuen Träger. Dadurch kann es passieren, dass diese Einrichtung nicht mehr zur Krankenhausbehandlung zugelassen ist.[23] Eine Nichtbeachtung solcher Konsequenzen kann eine vorteilhafte Übernahme in ihr Gegenteil verkehren.

## 3.2 Phasen einer M&A-Aktivität

Oben genannte Überlegungen in Bezug auf rechtliche Konsequenzen sind nur ein Teil einer Mergers & Acquisitions-Aktivität. Der Ablauf einer solchen Aktivität lässt sich in einzelne Phasen gliedern. Diese Gliederungen unterscheiden sich je nach Literatur, allen gemein ist aber die Tatsache, dass eine M&A-Aktivität ein konkretes Unternehmen betreffend, sich in eine Konzeptions-, eine Transaktions- und eine Integrationsphase unterteilen lässt. Sollte es sich um eine Aktivität mit eher spekulativem Charakter handeln, kann eine vierte Phase die Wiederveräußerung umfassen.

Die Auswahl eines geeigneten Zielunternehmens ist tatsächlich nur ein Schritt in einer langen Kette von Überlegungen. Die Entscheidung eine M&A-Aktivität durchzuführen sollte erst erfolgen, nachdem eine Prüfung der eigenen Unternehmensziele eine Fremdakquisition als Erfolg versprechende Strategie darstellt. Die Analyse eigener Stärken und Schwächen sowie der Position am Markt und im Wettbewerb ist dabei Voraussetzung für die Auswahl eines geeigneten Zielunternehmens.

---

[23] Vgl. von Eiff (2005) S. 184

Die eigentliche Auswahl stützt sich dabei auf Instrumente wie GAP-Analysen, SWOT-Analysen oder ABC-Analysen und soll als sehr komplexes und individuelles Verfahren hier nicht weiter erläutert werden. Für die weiteren Ausführungen wird die bereits erfolgte Auswahl eines Unternehmens unterstellt.

In der Konzeptionsphase in Bezug auf eine bestimmten Kauf geht es nicht mehr darum welche allgemeinen Unternehmensziele erreicht werden sollen, sondern wie die konkrete Akquisition oder Fusion erfolgen soll.

Innerhalb dieser Phase wird entschieden ob und in welchem Umfang externe Dienstleister hinzugezogen werden, wie über die bevorstehende Aktivität kommuniziert wird und wer mit der Durchführung der Transaktion betraut wird. Die Definition eines geeigneten Akquisitionscontrolling sollte in dieser Phase genauso geklärt werden wie die Technik der Übernahme (Formen des Buy-out, Share- oder Asset Deal).

Nach Abschluss der Konzeptionsphase beginnt die Transaktionsphase mit diversen vorvertraglichen Schritten wie der Abgabe von Vertraulichkeitsverpflichtungen und dem offiziellen Bekunden von Interesse durch einen sog. Letter of Intent.

Ein entscheidender Schritt ist die Gewinnung möglichst umfangreicher Informationen über das Kaufobjekt im Rahmen der sog. Due Diligence, eine „sorgfältige Inspektion des zu übernehmenden Unternehmens durch den Interessenten".[24] Auf welche Bereiche bei der Due Diligence das Hauptaugenmerk gerichtet wird, hängt sehr von den Motiven des Käufers ab. Neben der Überprüfung der Finanz- und Ertragslage anhand der Bilanz und der Gewinn- und Verlustrechnung (Financial Due Diligence) kann auch eine Überprüfung hinsichtlich der Unternehmenskultur (Cultural Due Diligence) oder des Humankapitals entscheidende Informationen liefern. Der Begriff der Due Diligence ließe sich in ähnlich viele Unterformen kategorisieren wie es Kaufmotive gibt, allerdings wird kaum ein Unternehmen alle interessanten und sensiblen Informationen Preis geben. Die oben erwähnten Vertraulichkeitsverpflichtungen und der Letter of Intent stecken zwar einen rechtlich wirksamen Verhandlungsrahmen ab, es handelt sich dabei aber keinesfalls um eine Kaufverpflichtung so dass ein gewisses Misstrauen das Zielunternehmen vor missbräuchlichem Ausspähen von Daten schützt.

---

[24] Vgl. Wirtz (2003), S. 186

Damit ein Kauf zustande kommen kann, müssen sich die beteiligten Parteien zunächst auf einen Kaufpreis einigen. Dieser Punkt hat ein hohes Konfliktpotential, ist der Käufer ja an einem niedrigen und der Verkäufer an einem möglichst hohen Verkaufspreis interessiert. Für die notwendige Bewertung des Zielunternehmens steht eine Reihe von Verfahren zur Verfügung, wobei kein Verfahren ein objektives Ergebnis im Sinne eines einzig wahren Ergebnisses hervorbringt.

Grundsätzlich lassen sich substanzorientierte Ansätze, ertragsorientierte Ansätze und Multiplikatorsysteme sowie Mischformen daraus unterscheiden. Auf Multiplikatorsysteme wird aufgrund ihrer geringen Bedeutung für die Bewertung von Krankenhäusern hier nicht weiter eingegangen.[25]

Der substanzorientierte Ansatz folgt dem Gedanken ein Krankenhaus fair bewerten zu können anhand des bewertbaren Vermögens. Diese Daten lassen sich unproblematisch aus dem Jahresabschluss entnehmen. Unabhängig davon, ob man als Wertansatz den Buchwert, den gemeinen Wert oder den Teilwert heranzieht, ist es schwierig fiktive Wiederverkaufspreise für medizinische Geräte zu ermitteln.[26] Der ermittelte Substanzwert lässt potenzielle Rationalisierungsgewinne oder Synergieeffekte allerdings außer Acht und vermittelt die gegenwärtige Situation.

Bei dem ertragsorientierten Ansatz steht hingegen die zukünftige Situation im Mittelpunkt. Es wird versucht einen zukünftiger Unternehmenserfolg und Cash-Flow vorherzusagen und durch Diskontierung[27] einen aktuellen Wert zu ermitteln. Während mögliche Vorteile durch den Unternehmenszusammenschluss bei dieser Methode berücksichtigt werden können, bleibt die Unsicherheit bezüglich der Prognose. Besonders im Markt des Gesundheitswesens mit der Abhängigkeit von gesetzlichen Bestimmungen lassen sich zukünftige Erträge nur bedingt vorhersagen.

Die Kombinationsmodelle bedienen sich der Vorteile der substanzorientierten und ertragsorientierten Ansätze, wobei die Wahl der Bewertungsmethode Verhandlungssache der beteiligten Unternehmen bleibt.

Neben der Wahl eines Bewertungsverfahren und der Kaufpreisermittlung werden in dieser Phase auch alle anderen vertragsrelevanten Details des Kaufes geregelt und die Transaktion endet mit dem Vertragsschluss.

---

[25] Vgl. von Eiff (2005), S. 339
[26] Vgl. von Eiff (2005), S. 334
[27] Abzinsen zukünftiger Zahlungen

Die mit der M&A-Aktivität verfolgten Ziele sind je nach Kaufmotiv durch das Ende der Transaktionsphase in den meisten Fällen nicht erreicht. Die Anfangs erwähnten Synergien oder Rationalisierungseffekte lassen sich nur realisieren, wenn das neu erworbene Unternehmen in den bestehenden Rahmen integriert wird. In dieser Integrations- oder Post-Merger-Phase scheitern laut empirischer Studien die meisten Unternehmenszusammenschlüsse.[28] Das Erreichen definierter Unternehmensziele führte zu einer M&A-Aktivität, aus der das Unternehmen bestimmte Vorteile erwartet. Diese Vorteile und Unternehmensziele gilt es in der Integrationsphase durch Erarbeiten eines Konzeptes und konkreter Maßnahmen zu realisieren. Besonders Rationalisierungs- und Synergieeffekte können nur durch eine erfolgreiche Integration in vollem Umfang ausgeschöpft werden.

# 4 Fazit

Eine besonders im Bereich der Vergütung veränderte Gesundheitspolitik bringt die Krankenhausträger in Deutschland in die Situation sich einem Wettbewerb zu stellen, wie er in anderen Bereichen der Wirtschaft alltäglich ist. An einem Markt zu bestehen, in dem aus Patienten Kunden werden, Qualität messbar und öffentlich wird und Ressourcenoptimierung Existenz sichernd ist, wird für einzelne Häuser zunehmend schwieriger. Zeigt der Gesundheitsmarkt zunehmend Ähnlichkeiten zu anderen Wirtschaftszweigen, ist es nicht verwunderlich dass sich Krankenhausträger auch Methoden bedienen, die in diesen Bereichen Erfolg gebracht haben. Der Zusammenschluss von Kliniken durch Fusionen oder Übernahmen ist eine solche Methode. Die Möglichkeiten, die sich aus einer Verbindung ergeben, kann den Beteiligten nicht nur das Überleben am Markt sichern, sondern auch für den Kunden spürbare Vorteile bringen.

Die Motive und damit die Vorteile von M&A-Aktivitäten sind so zahlreich, dass es wahrscheinlich keine Klinik gibt, für die eine solche Aktivität nicht lohnenswert wäre. Solange sich die dargestellten Vorteile mit Hilfe eines durchdachten M&A-Managements realisieren lassen, wird sich dieser Trend weiter fortsetzen und zu einer deutlichen Veränderung der Krankenhauslandschaft im Hinblick auf ihre Trägerstruktur führen.

---

[28] Vgl. Habeck/Kröger/Träm (2002), S. 5, zit. nach Wirtz (2003), S. 271

# Quellenverzeichnis

Ackermann, Dagmar [Ackermann 2006]:

*Grundlagen der Allgemeinen Betriebswirtschaftslehre – Eine Einführung für das Gesundheitswesen*, Skript zur Vorlesung „BWL

Bundeskartellamt (Hrsg.) [Broschüre BKA]

*Das Bundeskartellamt in Bonn – Organisation, Aufgaben und Tätigkeiten*, Stand: Juni 2008, URL: http://www.bundeskartellamt.de/wDeutsch/download/pdf/ 08_Infobroschuere.pdf, Zugriff am 31.08.2008

Bundesministerium der Justiz (Hrsg.) [KHG]

*Gesetz zur wirtschaftlichen Sicherung der Krankenhäuser und zur Regelung der Krankenhauspflegesätze*, Stand: 26.03.2007

URL: http://www.gesetze-im-internet.de/bundesrecht/khg/gesamt.pdf

Zugriff am 06.09.2008

Bundesministerium der Justiz (Hrsg.) [SGB V]:

*Sozialgesetzbuch Fünftes Buch – Gesetzliche Krankenversicherung*,

Stand: 28.05.2008

URL: http://www.gesetze-im-nternet.de/sgb_5/__137.html, Zugriff am 06.09.2008

Deutsche Krankenhausgesellschaft e.V. (Hrsg.) [DKG 2006]:

*DKG und DKI zum aktuellen „Krankenhaus-Barometer"*, Pressemitteilung vom 12.01.2006

URL: http://www.dkgev.de/dkg.php/cat/38/aid/4009/title/Fehlende_

Investitionsmittel_in_Kliniken_gefaehrden_flaechendeckende_hochwertige_Versor gung, Zugriff am 06.09.2008

Habeck, Max M./Kröger, Fritz/ Träm, Michael [Habeck/Kröger/Träm 2002]:

*Wi(e)der das Fusionsfieber. Die sieben Schlüsselfaktoren erfolgreicher Fusionen*, 2. Aufl., Wiesbaden: Gabler, 2002

Kleinert, Jörn / Klodt, Henning [Kleinert 2002]:

*Megafusionen: Trends, Ursachen und Implikationen,*

Tübingen: Mohr Siebeck, 2000


Kölking, Heinz (Hrsg.) [Kölking 2007]:

*DRG und Strukturwandel in der Gesundheitswirtschaft,*

Stuttgart: W. Kohlhammer, 2007


Statistisches Bundesamt (Hrsg.) [Destatis.de 2006]

*Grunddaten der Krankenhäuser – Fachserie 12, Reihe 6.1.1,* Stand: 07.05.2008

URL:https://www-ec.destatis.de/csp/shop/sfg/bpm.html.cms.cBroker.cls?

cmspath=struktur,vollanzeige.csp&ID=1021122, Zugriff am 31.08.2008


Verlag Neue Wirtschafts-Briefe (Hrsg.) [BGB]:

*Wichtige Gesetze des Wirtschaftsprivatrechts,* 7. Aufl.,

Herne, Berlin: Verlag Neue Wirtschafts-Briefe, 2006


Von Eiff, Wilfried / Klemann, Ansgar (Hrsg.) [von Eiff 2005]:

*Unternehmensverbindungen – Strategisches Management von Kooperationen,*
*Allianzen und Fusionen im Gesundheitswesen,* 2. Aufl., Wegscheid: WIKOM, 2005


Wirtz, Bernd [Wirtz 2003]

*Mergers & Acquisitions Management – Strategie und Organisation von*
*Unternehmenszusammenschlüssen,* Wiesbaden: Gabler, 2003